BEI GRIN MACHT SICH IHR WISSEN BEZAHLT

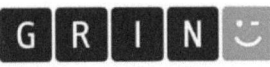

Karin Lohmeier

Veränderungen vorschulischer Betreuungsformen und deren Einfluss auf die Einrichtungen freiberuflicher nichtärztlicher Heilmittelerbringer am Beispiel einer logopädischen Praxis

GRIN Verlag

Bibliografische Information der Deutschen Nationalbibliothek:

Die Deutsche Bibliothek verzeichnet diese Publikation in der Deutschen National-
bibliografie; detaillierte bibliografische Daten sind im Internet über http://dnb.d-
nb.de/ abrufbar.

Impressum:

Copyright © 2004 GRIN Verlag GmbH
Druck und Bindung: Books on Demand GmbH, Norderstedt Germany
ISBN: 978-3-656-51930-0

Dieses Buch bei GRIN:

http://www.grin.com/de/e-book/32330/gesundheitsfoerderung

GRIN - Your knowledge has value

Der GRIN Verlag publiziert seit 1998 wissenschaftliche Arbeiten von Studenten, Hochschullehrern und anderen Akademikern als eBook und gedrucktes Buch. Die Verlagswebsite www.grin.com ist die ideale Plattform zur Veröffentlichung von Hausarbeiten, Abschlussarbeiten, wissenschaftlichen Aufsätzen, Dissertationen und Fachbüchern.

Besuchen Sie uns im Internet:

http://www.grin.com/

http://www.facebook.com/grincom

http://www.twitter.com/grin_com

Hamburger Fern-Hochschule

Studiengang Pflegemanagement

Studienzentrum Delmenhorst

Studienfach Gesundheitswissenschaft

Hausarbeit zum Themenkomplex

Zur Bedeutung der Gesundheitswissenschaft für die Pflege am
Beispiel der Gesundheitsförderung in der ambulanten Pflege

Frühjahrssemester 2004

von

Christa Jüchter

Inhaltsverzeichnis

Tabellenverzeichnis

Abbildungsverzeichnis

Einleitung

Entgegen der strukturellen Vorgabe der Hausarbeit, Themenspektrum B – Anwendung auf den Pflegebereich, Thema B-1 wurde nach fernmündlicher Rücksprache mit Frau Dipl.-Pfl. Päd. Kracht auf die Erörterung des Konzepts des gesundheitsfördernden Krankenhauses zu Gunsten der Gesundheitsförderung in der ambulanten Pflege verzichtet.

Als *Pflege im Wandel der Zeit* lässt sich momentan der Zustand der Pflege in Deutschland bezeichnen. Mit dem Gesundheitsmodernisierungsgesetz (GMG 1989) und verstärkt mit der Einführung der Pflegeversicherung 1995 rollt die Reformlawine im Gesundheitswesen und stellt stetig neue An- und Herausforderungen an alle beteiligten Akteure.

Neben primär ökonomischen und demographischen Reformzwänge wird der Wandel im Pflegeverständnis durch verschiedene Deklarationen der Weltgesundheitsorganisation (WHO) vorangetrieben.

Seit dieser Zeit entwickelte sich in Deutschland, als Pendant zu der in den USA und in einigen anderen europäischen Staaten bereits etablierten *Public Health*, eine neue Wissenschaft: die Gesundheitswissenschaft. Ihre Aufgaben und Ziele flankieren und unterstützen die ebenfalls in Deutschland noch junge Pflegewissenschaft.

Welche Bedeutung nun die Gesundheitswissenschaft für die Pflege hat, soll im Folgenden am Beispiel der Gesundheitsförderung in der ambulanten Pflege verdeutlicht werden.

Zunächst werden in den ersten beiden Kapiteln die Wissenschaftsgebiete Gesundheits- und Pflegewissenschaft bezüglich ihrer Entstehung und grundsätzlichen Inhalte dargestellt.

Im dritten Kapitel wird Gesundheit näher definiert. Im vierten, fünften und sechsten Kapitel wird auf die Gesundheitsförderung mit ihren Konzepten, Ebenen und Methoden eingegangen.

Kapitel sieben und acht beschäftigen sich abschließend mit den Möglichkeiten der Gesundheitsförderung in der ambulanten pflegerischen Praxis und deren Perspektiven.

1 Gesundheitswissenschaft

1.1 Definition

Der Terminus *Gesundheitswissenschaft* wurde erstmals 1925 von Gott-stein, Schlossmann und Teleky in ihrem *Handbuch der Sozialen Hygiene und Gesundheitsfürsorge* verwandt (vgl. HURRELMANN/LAASER 2003, 11). Um die interdisziplinäre Ausrichtung der Disziplin zu betonen, sprechen Hurrelmann und Laaser von „Gesundheitswissenschaften" im Plural (vgl. HURRELMANN/LAASER, 2003, 25) Unter Gesundheitswissenschaften werden diejenigen Wissenschaften zu-sammengefasst, die sich mit Gesundheit beschäftigen, insbesondere Ge-sundheitssoziologie, Gesundheitspsychologie, Gesundheitspädagogik, Gesundheitsökonomie, aber auch Sozial- und Umweltmedizin. Gesund-heitswissenschaften sind auf einen gemeinsamen Gegenstandsbereich, nämlich der Gesundheitsforschung und Gesundheitssystemforschung ge-richtet. (vgl. HURRELMANN 2003, 31).

1.2 Public Health

Public Health heißt wörtlich übersetzt *öffentliche Gesundheit*. Der Wissen-schaftsbereich, der in den USA und in einigen europäischen Ländern be-reits etabliert ist, ist mit dieser wörtlichen Übersetzung jedoch unbefriedi-gend gekennzeichnet. Auch die oft gewählten Bezeichnungen *Bevölke-rungsmedizin* oder *Öffentliches Gesundheitswesen* sind unzureichend, „da es sich nicht nur um eine medizinische Sicht oder um die abgegrenzte In-stitution des öffentlichen Gesundheitsdienstes handelt, sondern um alle Umstände und Aktivitäten, die die Gesundheit von breiten Schichten der Bevölkerung beeinträchtigen oder begünstigen" (HURRELMANN/LAASER 2003, 12).

Auf Grund der sprachlichen Unzulänglichkeiten, der Anerkennung der deutschen Ansätze in der Vergangenheit, aber auch um die Sicherung und Entfaltung der Identität eines Wissenschaftsbereiches in der Landes-sprache zu ermöglichen, lehnen Hurrelmann/Laaser die direkte Übernah-me der englischen Bezeichnung Public Health ab und sprechen daher heute von den *Gesundheitswissenschaften* (vgl. HURRELMANN/LAASER 2003, 13).

Die international weitgehend akzeptierte Definition von Public Health: „Public health is the science and art of preventing disease, prolonging life and promoting health through the organized efforts of society", wird auch von Hurrelmann/Laaser präferiert (vgl. HURRELMANN/LAASER 2003, 13). Public Health wird vom Vorstand der Deutschen Gesellschaft für Public Health folgendermaßen definiert: „Public Health ist die Wissenschaft und die Praxis der Gesundheitsförderung und der Systemgestaltung im Gesundheitswesen" (vgl. BRIESKORN-ZINKE 2004, 37).

1.3 Fachliche Einzeldisziplinen

Gesundheitswissenschaften bestehen aus verschiedenen fachlichen Einzeldisziplinen, die aus zwei wissenschaftlichen Paradigmen, nämlich dem medizinisch-naturwissenschaftlichen und dem sozial-verhaltens- und organisationswissenschaftlichen entstammen. (vgl. HURRELMANN/LAASER 2003, 31). In Abbildung 1 im Anhang 1 sind die fachlichen Einzeldisziplinen der Gesundheitswissenschaften aufgeführt.

1.4 Aufgaben und Ziele

Die Gesundheitswissenschaften analysieren die körperlichen, psychischen und gesellschaftlichen Bedingungen von Gesundheit und Krankheit, erfassen systematisch die Verbreitung von gesundheitlichen Störungen in der Bevölkerung und die Konsequenzen für Organisation und Struktur des medizinischen und psychosozialen Versorgungssystems (vgl. HURREL-MANN/LAASER 2003, 17).
Ihr Ziel ist es,

> „die somatischen, psychischen, sozialen und ökologischen Bedingungen der Gesunderhaltung zu erforschen und hieraus Konsequenzen für die Gestaltung des Gesundheitssystems abzuleiten. Die zentralen Fragen der Gesundheitswissenschaften richten sich darauf,
>
> - unter welchen gesellschaftlichen, kulturellen, ökonomischen und ökologischen Bedingungen Menschen gesund bleiben,
>
> - in welchem Interaktionsverhältnis gesundheitsfördernde und krankheitsfördernde Potentiale beim einzelnen Menschen und in Bevölkerungsgruppen stehen,
>
> - durch welche auf die Ausgangsbedingungen gerichteten Aktivitäten sich die Auftretenshäufigkeit und Schwere von Krankheiten zurückdrängen lässt,
>
> - welche strukturellen und organisatorischen Konsequenzen aus dem Gesundhalts-Krankheits-Geschehen für das Versorgungssystem und die gesellschaftlichen Ar-

beits- und Lebensbedingungen mit gesundheitlicher Relevanz gezogen werden müssen,

- welche Möglichkeiten in einer aufeinander abgestimmten und verzahnten Versorgungskette von Gesundheitsförderung, Prävention, Kuration, Rehabilitation und Pflege ergriffen werden können, um Effizienz und Effektivität des Gesundheitssystems zu sichern" (HURRELMANN/LAASER 2003, 25).

Das Erkenntnisinteresse richtet sich nicht nur auf das einzelne Individuum, sondern auch auf ganze Bevölkerungsgruppen und ihre gesundheitsrelevanten Lebensbedingungen, um die Konsequenzen sowohl für eine Veränderung der Arbeits- und Lebensbedingungen als auch für die Versorgungsstrukturen herauszuarbeiten.

1.5 Entwicklung der Gesundheitswissenschaften

Vielfältige Veränderungen gesellschaftlicher Rahmenbedingungen erfolgten in der 2. Hälfte des 20. Jahrhunderts, vor allem durch die Verbesserung der Lebensbedingungen in den Bereichen Hygiene, Wohnung, Ernährung und Technik. Lebensstandard und Lebenserwartung haben sich deutlich erhöht. Hierdurch und durch die enormen Fortschritte in der Akut- und Notfallmedizin sind neuartige Herausforderungen an das Versorgungssystem entstanden, machten Reformen und neue Konzepte notwendig, um den zukünftigen Herausforderungen im Gesundheitsbereich begegnen zu können.

1.5.1 Demographische Veränderungen

Der Anstieg der Lebenserwartung bei gleichzeitigem Rückgang der Zahl der Kinder pro Familie führt zu Veränderungen in der Bevölkerungsstruktur. Es zeigt sich, dass sich der Altersaufbau langsam, aber konstant in Richtung ältere Generationen verschiebt. Gleichzeitig nimmt auch der Anteil der Erwerbstätigen im Verhältnis zu den Nichterwerbstätigen ständig ab. Die Alterung der Bevölkerung führt unweigerlich zu einer erheblichen Belastung der Sozialversicherungssysteme. Hieraus ergibt sich ein politischer aber auch persönlicher Handlungsbedarf jedes Einzelnen. Hier liegen auch spezifische Herausforderungen für Maßnahmen der Gesundheitsförderung, denn die Frage nach der Gesundheit im Alter ist von erheblicher individueller und gesellschaftlicher Bedeutung.

1.5.2 Veränderungen im Krankheitsspektrum

Durch alle Generationen hindurch verschiebt sich das Krankheitsspektrum. Dominierten früher Akuterkrankungen und Infektionen, so sind es heute chronisch-degenerative Erkrankungen. Immer mehr Verbreitung finden ökosomatisch, soziosomatisch und psychosomatisch verankerte Störungen, stressartige Belastungen und Depressionen, Sucht und Abhängigkeit, Immunschwächen und Allergien. Zu beobachten ist weiterhin die Zunahme alter Menschen mit chronischen Erkrankungen, Multimorbidität und chronischen Verwirrtheitszuständen (Demenz). Hinzu kommen Gesundheitsbeeinträchtigungen durch Fehlernährung, Bewegungsmangel, Hektik und Lärm. Diese Krankheitsbilder und Todesursachen können allein durch die Medizin nicht mehr ausreichend analysiert und bewältigt werden. Vielmehr ist hier die Verzahnung von Gesundheitsförderung, Prävention, Kuration, Rehabilitation und Pflege erforderlich. Eine neue Arbeitsteilung zwischen ärztlich-medizinischen, verhaltensbezogenen und pflegerischen Diensten wird notwendig, um den nicht nur physiologisch-somatisch, sondern auch psychisch, sozial und ökologisch verankerten Belastungsbildern der Klienten und Patienten gerecht zu werden. Die Nachordnung der Rehabilitation und der Pflege gegenüber der medizinischen Akutversorgung erweist sich in vielen Bereichen als obsolet und dysfunktional. Ein ausgewogeneres Verhältnis der Arbeitsteilung zwischen den Teilsektoren des Versorgungswesens ist dringend notwendig.

Das gilt auch für den Stellenwert von Gesundheitsförderung und Prävention. Es ist ein Merkmal vieler chronischer Krankheiten, dass sie schon früh in der Lebens- und Entwicklungsgeschichte eines Menschen ihren Ausgangspunkt nehmen und stark mit den Lebens- und Arbeitsweisen zusammenhängen. Es handelt sich hier um die eine Gesundheitsbeeinträchtigung auslösenden Risikofaktoren, die alle weitgehend verhaltensbedingt und damit potenziell prävenierbar sind (vgl. HURRELMANN/LAASER 2003, 18 f.).

1.6 Abgrenzung zur Medizin

Während sich die Medizin als Krankheitswissenschaft in der Regel auf Krankheiten als isolierte Zustände bezieht, auf die Analyse von pathogenetischen Prozessen auf der Zell-, Organ- und Individualebene und Möglichkeiten der Beeinflussung dieser Prozesse mit dem Ziel der Heilung, sind die Gesundheitswissenschaften auf die Klärung der Voraussetzungen für Gesundheit und Krankheit, sowie der Verbreitung im sozialen Miteinander gerichtet. Eine Kombination von Gesundheits- und Gesundheitssystemforschung als interdisziplinäres Vorgehen steht als Arbeitsweise im Vordergrund gesundheitswissenschaftlicher Bemühungen. (vgl. HURREL-MANN/LAASER 2003, 35)

1.7 Perspektiven

Das deutsche Gesundheitssystem ist nach wie vor, von wenigen Ausnahmen (z.B. Vorsorgeuntersuchungen und Impfungen) abgesehen, defizitorientiert. Leistungspflicht ist erst gegeben wenn Defizite in Form von Pflegebedürftigkeit oder Erkrankungen eingetreten sind (z.b. Leistungen der Pflegeversicherung, Gewährung von Hilfsmitteln und Krankenbehandlung). An dieser Stelle ist ein Zusammenspiel von Politik, Leistungsfinanzierern und der Gesundheitswissenschaften sowie weiterer wissenschaftlicher Disziplinen erforderlich, um gezielte Maßnahmen der Gesundheitsförderung und Prävention voranzubringen. Nur so kann eine Stabilisierung der finanziellen Belastungen der Sozialsysteme erreicht werden.

2   Gesundheits- und Pflegewissenschaft
2.1 Pflege zwischen Krankheit und Gesundheit

Die originären Aufgaben der Pflege wurden in den ethischen Grundsätzen wie folgt festgelegt: Gesundheit fördern, Krankheit verhüten, Gesundheit wiederherstellen, Leiden lindern.

Daraus geht deutlich hervor, dass Pflege präventive als auch kurative Aufgabenbereiche in sich vereint, sich sowohl der Gesundheit als auch der Krankheit widmet. Dabei ist eine Trennungen der Aufgabenbereiche in der Praxis eher die Seltenheit. Vielmehr bewegt sich Pflege ständig zwischen den Polen Gesundheit und Krankheit. Zum Aufgabenbereich Krankenpflege zählen vorrangig behandlungspflegerische Maßnahmen wie Wundversorgung, Vitalzeichenkontrolle, Medikamentenverabreichung, Krankenbeobachtung, aber auch Körperpflege, wenn sie wegen einer Erkrankung ersatzweise von den Pflegenden durchgeführt wird. Gesundheitspflegerische Tätigkeiten beziehen sich dagegen mehr auf Information und Aufklärung, Unterstützung und Anleitung in den Bereichen Körperpflege, Ernährung, Mobilisation und Orientierung.

2.2 Krankenpflege

In der Praxisrealität ist festzuhalten, dass der kurative Anteil der Aufgabenbereiche deutlich im Vordergrund steht. Krankenpflege wird erst dann tätig, wenn bereits Erkrankungen vorliegen. Das Gesundheitssystem ist auf Kuration ausgerichtet, die Arbeitsverdichtung hat stark zugenommen, Zeit bleibt nur für das Notwendige und den Pflegenden fehlt es an notwendigen Kenntnissen für Gesundheitsförderung und Prävention. Prophylaktisches Handeln in der Pflege wird oft mit Prävention gleichgesetzt, entspricht aber nicht der Prävention im eigentlichen Sinne, da diese beim Gesunden ansetzt. Prophylaxe im Pflegealltag, die streng somatisch und krankheitsorientiert ist, entspricht wörtlich der Vorsorge, dem Verhüten von Schlimmeren bei krankheitsbedingter Immobilität. (vgl. BRIESKORN-ZINKE 2004, 12)

2.3 Gesundheitspflege

Bereits Florence Nightingale prägte den Begriff *Gesundheitspflege*, jedoch drängte die starke Medizinorientierung der Krankenpflegeausbildung die gesundheitspflegerischen Anteile in den Hintergrund. Die nun auch in Deutschland zunehmende Professionalisierung der Pflege, durch die Einführung von Pflegestudiengängen in den frühen 90er Jahren, der Reformierung der Ausbildung der Krankenpflege zum 01.01.2004, führt zu einer erneuten Gesundheitsorientierung. Im neuen Krankenpflegegesetz wird offiziell von Gesundheits- und Krankenpflege gesprochen. Auf Grund des § 8 des Krankenpflegegesetzes wird in der Ausbildungs- und Prüfungsverordnung festgehalten, dass die Schüler befähigt werden sollen, den Bedarf an Gesundheitsvorsorge für den Patienten, aber auch für sich feststellen zu können. Sie sollen darüber hinaus in der Lage sein, Maßnahmen zur Gesundheitsvorsorge, zur Erhaltung und Förderung der Gesundheit anzubieten und durchzuführen. So erhält in Deutschland die Gesundheitsvorsorge und Gesundheitsförderung mit dem neuen Krankenpflegegesetz einen besseren Stellenwert. (vgl. KELLNHAUSER u.a. 2004, 460) BRIESKORN-ZINKE führt zur Gesundheitspflege aus:

„In der theoretischen Weiterentwicklung der Pflege spielt die Hinwendung zur Gesundheit eine wesentliche Rolle. Krankenpflege zeigt in ihrer neuen Professionalisierung eine eindeutige Entwicklung hin ‚zur kurativen und präventiven Pflege' „..." Allgemeines, übergeordnetes Pflegeziel moderner Pflegemodelle ist, zur größtmöglichen Gesundheit des einzelnen Patienten und seiner Umgebung beizutragen. Die Akzente liegen hier sowohl auf dem einzelnen Patienten als auch auf der Umgebung, was sowohl bedeutungsvolle Personen und Umfelder des Patienten meint wie auch die spezifische Situation der Pflegehandlung. Mit dieser Zielsetzung wird deutlich, dass die Krankenpflege als Profession auch den gesellschaftlichen Auftrag hat, die Gesundheit aller Menschen zu fördern. ‚..." Das heißt, dass Prävention und Gesundheitsförderung zentrale und selbstverständliche Aufgabengebiete der Krankenpflege sind" (BRIESKORN-ZINKE 2004, 14 f.)

2.4 Pflegewissenschaft

2.4.1 Entwicklung

Zu Beginn der 90er Jahre begann man in Deutschland mit der Einrichtung der ersten grundständigen Pflegestudiengänge an Fachhochschulen und Universitäten. Ausschlaggebend war der Mangel an qualifiziertem Personal als auch die desolate Situation der Pflegeberufe. Ein weiteres Kriterium war die internationale Entwicklung in der Pflege, an deren Forschungsstand angeknüpft werden sollte. Wie auch bei den Gesundheitswissenschaften stellen veränderte gesellschaftliche und weitere Rahmenbedingungen (z.B. Fortschritte in der Medizin und Technikentwicklung) neue Anforderungen an das Berufsfeld Pflege. Das bisher krankheits- und medizinorientierte Pflegeverständnis reicht für Aufgaben in den Bereichen Prävention und Gesundheitsförderung, Rehabilitation und Palliation, Begleitung und Beratung, Entwicklung tragfähiger Konzepte und Pflege in krisenhaften Situationen, sowie interprofessionelle Kooperations- und Koordinationsleistungen nicht mehr aus. (vgl. REMMERS/FRIESACHER, 2001, 22 f.)

2.4.2 Aufgaben und Ziele

Die veränderten Anforderungen verlangen ein reformiertes Berufsfeld, ein weitergefasstes Pflegeverständnis, professionelle Handlungskompetenzen und die Kontrolle der eigenen Tätigkeit auf der Grundlage eines modernen systematischen Erklärungs- und Problemlösungswissen.

Die Aufgaben der Pflegewissenschaft sind vor allem die empirische Pflegeforschung, die Praxiserprobung und –umsetzung des gewonnenen Wissens (Theorie-Praxis-Transfer) die Methoden- und Theorieentwicklung sowie die Wissensvermittlung. Ihr Hauptziel ist zweifellos eine Verbesserung der Qualität der Pflege (vgl. KELLNHAUSER u.a. 2004, 149).

Die Gegenstandsbereiche der Pflegewissenschaft sind in der Tabelle 1 im Anhang 1 dargestellt.

3 Definition von Gesundheit

Eine allgemein gültige, wissenschaftlich anerkannte Definition von Gesundheit gibt es nicht. Als landläufige Position gilt Gesundheit als *Abwesenheit von Krankheit*. Dieser Alltagsbegriff entspricht in etwa dem vorherrschenden medizinischen Begriff und berücksichtigt lediglich biologisch-körperliche Aspekte. Diese einseitige Sichtweise greift jedoch zu kurz, da Gesundheit ausschließlich negativ bestimmt wird durch das Fehlen einer (meist) organischen Erkrankung oder eines Gebrechens. Gesundheit kann so nicht positiv bestimmt werden, weil sie nicht erlebt wird. Krankheit dagegen ist erlebbar; tritt sie ein, ist die Gesundheit automatisch zerstört. (vgl. WALLER 2000, 17).

Die wohl bekannteste Definition hat die WHO herausgegeben:

„Gesundheit ist ein Zustand vollkommenen körperlichen, geistigen und sozialen Wohlbefindens und nicht allein das Fehlen von Krankheit und Gebrechen" (WHO, 1946).

Definitionen von Gesundheit lassen sich also unterscheiden in mono - oder interdisziplinäre Definitionen. Des weiteren lassen sie sich in Wertaussage, Abgrenzungskonzept und als Funktionsaussage kategorisieren.

4 Konzept der Gesundheitsförderung

4.1 Definition

Als Gesundheitsförderung werden alle vorbeugenden Aktivitäten und Maßnahmen, die gesundheitsrelevante Lebensbedingungen und Lebensweisen von Menschen beeinflussen bezeichnet. Dabei sind sowohl medizinische als auch hygienische, psychische, psychiatrische, kulturelle, soziale, ökonomische und ökologische Aspekte zu berücksichtigen. Die Adressaten sind Bevölkerungsgruppen, vor allem auch die Gesunden. Ihr

Ziel ist die Erhaltung von Gesundheit, die Verbesserung und Steigerung von Gesundheitspotentialen. Die Gesundheitsförderung schließt die Veränderung der Lebensbedingungen mit ein, so dass sie möglichst einer weitgehenden Selbstbestimmung in einem günstigen sozialen Umfeld entspricht. In der klassischen Präventionsterminologie wird diese Ausrichtung auch als *primordiale Prävention* bezeichnet (vgl. HURRELMANN/LAASER, 2003, 395).

4.2 Die Salutogenese von Antonovsky

ANTONOVSKY (1923-1994), ein amerikanisch-israelischer Medizinsoziologe, hat unter seinem Begriff der *Salutogenese* ein Pendant zum Risikofaktorenkonzept geschaffen und damit einen theoretischen Hintergrund für Ansätze zur Förderung von Gesundheit. Im deutschsprachigen Raum hat sich seine Salutogenese als einflussreichstes theoretisches Konzept durchgesetzt.

Der pathogenetisch- kurativen Grundhaltung der Medizin, dass Menschen von Natur aus eigentlich ohne Leid und im Gleichgewicht sind (Homöostase als Normalzustand) setzte er sein salutogenetisches Paradigma der Heterostase und Konfliktfähigkeit, die der menschlichen Existenz innewohnt und in der Ungleichgewicht und Leid Normalität sind, entgegen. In seinem Modell beschreibt er das Gesundheits-Krankheits-Kontinuum mit den Polen *Gesundheit/körperliches Wohlbefinden* auf der einen Seite und *Krankheit/körperliches Missempfinden* auf der anderen. Eine exakte Trennung zwischen den Zuständen Gesundheit und Krankheit gibt es nicht, sondern eine grundsätzliche Gleichzeitigkeit von gesunden und kranken Anteilen, deren Verhältnis zueinander variiert. Die jeweilige Verortung im Gesundheits-Krankheits-Kontinuum hängt dabei von einer Vielzahl sowohl belastender und risikoreicher Faktoren (potentielle psychosoziale, physische und biochemische Stressoren) als auch entlastender und schützender Faktoren (körperliche, psychische, materielle, soziale, kulturelle und makrostrukturelle Widerstandsressourcen), ab.

Als zentrale Widerstandsressource beschreibt er den Kohärenzsinn (sense of coherence: SOC) als

„eine Grundorientierung, die das Ausmaß eines umfassenden, dauerhaften und gleichzeitig dynamischen Vertrauens darin ausdrückt, dass

1. die Stimuli aus der äußeren und inneren Umgebung im Laufe des Lebens strukturiert, vorhersehbar und erklärbar sind;

2. die Ressourcen verfügbar sind, um den durch die Stimuli gestellten Anforderungen gerecht zu werden und

3. diese Anforderungen Herausforderungen sind, die ein inneres und äußeres Engagement lohnen" (ANTONOVSKY 1987, 15 f.).

Zusammenfassend lassen sich die Komponenten des Kohärenzgefühls als Verstehbarkeit, Handhabbarkeit und Bedeutsamkeit beschreiben. Die Suche nach Bewältigungsstrategien hängt entscheidend davon ab, ob sich die Auseinandersetzung mit dem Stressor für die jeweilige Person lohnt, ob sie für sie bedeutsam ist und ob sie Sinn macht (ebd.)

Auf Grund der Orientierung am Thema Gesundheit ist das Modell für Fragen der Gesundheitsförderung von besonderer Bedeutung.

4.3 Die Ottawa-Charta

In der Ottawa-Charta der Weltgesundheitsorganisation zur Gesundheitsförderung (WHO 1986) wird Gesundheitsförderung als ein Prozess beschrieben, der allen Menschen ein höheres Maß an Selbstbestimmung über die eigene Gesundheit ermöglichen soll. Betont wird dabei ausdrücklich, dass Gesundheitsförderung eine gesundheitsgerechte Gestaltung der sozialen und natürlichen Umwelt zum Ziel hat und zugleich jedem einzelnen Menschen die notwendigen Kompetenzen vermitteln möchte seine persönliche Gesundheit zu verbessern. Gesundheit wird als eine von mehreren Voraussetzungen für eine optimale Lebensqualität gewertet. Die Verankerung der Gesundheitsförderung soll über institutionelle Grenzen hinaus angelegt sein und das Ziel ist eine gleichberechtigte und konstruktive Arbeitsteilung und Zusammenarbeit auf mehreren Ebenen und über mehrere Berufsgruppen hinweg (vgl. HURRELMANN/LAASER 2003, 396).

Die Ottawa-Charta benennt drei Handlungsqualifikationen:

- Interessen vertreten

- Befähigen und ermöglichen

- Vermitteln und vernetzen

und fünf Handlungsstrategien:

- Gesundheitsförderung auf der personalen Ebene,

- Gesundheitsförderung auf der Verhaltensebene,

- Gesundheitsförderung auf der Verhältnisebene,

- Entwicklung gesundheitsfördernder Gesamtpolitik und
- Neuorientierung der Gesundheitsdienste (vgl. WHO 1986)

4.4 Abgrenzung zur Prävention

Im Gegensatz zur Gesundheitsförderung beziehen sich alle präventiven Interventionshandlungen auf Risikogruppen mit klar erwartbaren, erkennbaren oder bereits im Ansatz eingetretenen Anzeichen von Störungen und Krankheiten (s. Kap. 4.1). Präventionsmaßnahmen lassen sich je nach Zeitpunkt des Einsetzens in primäre, sekundäre und tertiäre Prävention unterscheiden (vgl. HURRELMANN/LAASER 2003, 395)

Die Gesundheitsförderung zielt also auf die Vermehrung von Ressourcen und die Prävention auf die Verminderung von Risiken. In der Praxis jedoch lassen sich eindeutige Trennungen so nicht vornehmen. Beide Strategien ergänzen und bedingen sich gegenseitig.

5   Ebenen der Gesundheitsförderung

5.1 Personale Ebene

Auf der personalen Ebene sollen persönliche Kompetenzen entwickelt werden. Gesundheitsbezogene Bildung für alle Bürger und die Entwicklung ihrer sozialen Fähigkeiten bilden die Voraussetzung für selbstbestimmtes Handeln. Menschen sollen dabei zu lebenslangem Lernen befähigt und in die Lage versetzt werden, mit den verschiedenen Phasen ihres Lebens sowie eventuellen chronischen Erkrankungen und Behinderungen umgehen zu können (vgl. TROJAN/STUMM 1992, 89). Als Beispiel sind Aufklärungsveranstaltungen und Angebote zur Gesundheitsbildung speziell für ältere Menschen aus sozial unterprivilegierten Schichten, die dem Medizinsystem hilflos gegenüberstehen, zu nennen.

5.2 Verhaltensebene

Die Verhaltensebene ist gekennzeichnet durch die Unterstützung gesundheitsbezogener Gemeinschaftsaktionen. Zentraler Angelpunkt der Gesundheitsförderung ist die Unterstützung von Nachbarschaften und Gemeinden im Sinne einer vermehrten Selbstbestimmung. Selbsthilfe und soziale Unterstützung sowie flexible Möglichkeiten der größeren öffentlichen Teilnahme und Mitbestimmung für Gesundheitsbelange sind dabei zu unterstützen bzw. neu zu entwickeln. Der kontinuierliche Zugang zu allen Informationen, die Schaffung von gesundheitsorientierten Lernmöglichkeiten sowie angemessene finanzielle Unterstützung gemeinschaftlicher Initiativen sind dazu notwendige Voraussetzungen (vgl. TROJAN/STUMM 1992, 89)

5.3 Verhältnisebene

Diese Ebene beinhaltet die Bedeutung eines sozial-ökologischen Weges zur Gesundheit durch die Schaffung von gesundheitsförderlichen Lebenswelten. Jede Strategie zur Gesundheitsförderung muss den Schutz der natürlichen und der sozialen Umwelt sowie die Erhaltung der vorhandenen natürlichen Ressourcen zu ihrem Thema machen. Angesprochen werden dabei die Welt, die Länder, die Regionen und Kommunen. Die Art und Weise, wie eine Gesellschaft die Arbeit, die Arbeitsbedingungen und die Freizeit organisiert, soll eine Quelle der Gesundheit und nicht der Krankheit sein. Die systematische Erfassung der gesundheitlichen Folgen unserer sich rasch wandelnden Umwelt ist von essentieller Bedeutung und erfordert aktives Handeln zu Gunsten der Sicherstellung eines positiven Einflusses auf die Gesundheit der Öffentlichkeit (vgl. TROJAN/STUMM 1992, 88).

6 Methoden der Gesundheitsförderung

6.1 Gesundheitsaufklärung und –Beratung

Gesundheitsaufklärung und -beratung sind Methoden der Informationsvermittlung. Gesundheitsaufklärung erfolgt dabei über Massenmedien (Massenkommunikation), die Gesundheitsberatung dagegen über ein Gespräch (personale Kommunikation).

Unterschieden wird dabei zwischen persönlichen Einzel- und Gruppengesprächen, die natürlich durch multimediale Informationsmaterialien ergänzt werden können, und unpersönlichen Formen der Informationsvermittlung (schriftliches Infonationsmaterial wie Merk- und Faltblätter, Broschüren etc., Tonträger aller Art, Medien wie Rundfunk, Fernsehen, Computer, Videotext und Mail-Box-Systeme).

Gesundheitsberatung ist eine gesundheitsfördernde Intervention, also ein Anregen, Entwickeln und Unterstützen von präventivem und gesundheitsförderndem Tun und Lassen von Einzelnen und Gruppen. Das Konzept der Gesundheitsberatung hat sich aus der Gesundheitserziehung entwickelt und geschieht durch Kommunikation zwischen Rat suchender und beratender Person.

Entscheidend für den Erfolg von Gesundheitsaufklärung und –beratung ist die Erzeugung von Motivation. RESCHKE unterscheidet drei Motivationsparadigmen: Motivation durch Angst, Modellernen und Sachinformation (vgl. RESCHKE 1990, 461 f.)

Ob sich durch Angst Motivation zu gesundheitsgerechtem Verhalten erzeugen lässt, wird kontrovers diskutiert. Schwache Angstappelle in Verbindung mit Aufklärungsmaterial und –aktionen scheinen eine größere Wirkung zu zeigen als die reine Sachinformation. Massive Angstappelle führen jedoch eher zum Gegenteil, d.h. zur Verdrängung und zu paradoxen Reaktionen (vgl. BARTH u.a. 1998, 122 f.).

Motivation durch Modellernen ist unbestritten. Menschen rezipieren das Verhalten anderer Personen oder Modelle auf Grund von Beobachtungen. Modellernen hat aber gleichermaßen unerwünschte Effekte, wie beispielsweise die Übernahme von Risikoverhaltensweisen durch propagierte Konsumgüter (Tabak, Alkohol, Süßigkeiten etc.) durch entsprechende Medien (vgl. RESCHKE 1990, 469).

Gesundheitsaufklärung durch Sachinformationen ist die verbreitetste Methode und erreicht einen großen Teil der Bevölkerung. Evaluation massenkommunikativer Gesundheitsaufklärung zeigen die oft nur kurzfristigen Erfolge, weshalb Kampagnen häufig wiederholt werden sollten. Ihre Hauptwirkungen sollen dazu beitragen, über einen Einstellungswandel individuelle Verhaltensänderungen herbeizuführen (vgl. RESCHKE 1990, 470).

6.2 Gesundheitserziehung und –bildung

Die Gesundheitserziehung hat einen zwiespältigen Ruf. Im deutschen Sprach- und Berufsverständnis wird zwischen Erziehung (Belehrung und Anleitung von Kindern und Jugendlichen als Zöglinge) und Bildung (Unterstützung der Persönlichkeitsentwicklung) deutlich unterschieden. Die Charakterisierung der Gesundheitserziehung ist eng verbunden mit biomedizinischem Denken, der Vorbeugung von Krankheiten als Handlungsbereich. Ihre Grundannahme ist die Unmündigkeit und Erziehungsbedürftigkeit Erwachsener. Der Grundsatz lautet: Nur ein informierter Mensch ist ein gesunder Mensch. Experten geben ihr Wissen über gesunde Lebensführung an Laien weiter, wobei die Beziehung durch ein Kompetenzgefälle geprägt ist (vgl. KELLNHAUSER 2004, 461).

Gesundheitserziehung im traditionellen Sinn ist sehr autoritativ geprägt, Gesundheitsbildung setzt auf den partizipativen Ansatz.

Die Gesundheitsbildung als zentraler Bereich der personenzentrierten Gesundheitsförderung hat ihren Ausgangspunkt in der Organisation von Lernprozessen, die mit Gesundheit zu tun haben oder die sich auf Gesundheit auswirken.

Nach HAUG ist die Gesundheitsbildung:

- ein lebenslanger Prozess, der für alle Alters- und Entwicklungsstufen und in allen Lebensbereichen relevant ist,

- durch Momente der Selbstverantwortlichkeit, der Selbstbestimmung und der Selbstbildung gekennzeichnet,

- die verantwortungsbewusste Auseinandersetzung des Subjekts mit den objektiven Lebensverhältnissen,

- das Einbeziehen des ganzen Menschen als Einheit von Kopf, Herz und Hand (vgl. HAUG 1991, 25 f.).

In der Gesundheitsbildung geht es dabei sowohl um die Vermittlung von Informationen als auch um Anregungen zur Überprüfung von Einstellungen und Werthaltungen sowie der Entwicklung von Handlungsmöglichkeiten für ein gesünderes Leben.

Zur Motivationsstärkung, als wichtiger methodischer Gesichtspunkt eines salutogenetischen Ansatzes, ist es unerlässlich, dass Informationen so vermittelt werden und Werthaltungen und Handlungen in der Weise angeregt werden, dass der Wunsch Neues zu lernen und auszuprobieren, so groß wird, dass eine gesundheitsbezogene Lebensweise davon dauerhaft beeinflusst wird. BRIESKORN-ZINKE hat dazu fünf methodisch-didaktische Strategien einer salutogenetisch orientierten Gesundheitsbildung als Prozess (Abbildung 2 im Anhang 1) dargestellt (vgl. BRIESKORN-ZINKE 2004, 108 f.)

6.3 Gesundheitstraining und -selbsthilfe

Unter Gesundheitstraining wird die persönliche Gesundheitsförderung des Einzelnen im Sinne von Rückbesinnung auf die eigene Leiblichkeit und Gewinnung positiver Lebenseinstellungen verstanden. Methodisch bedient sie sich der Körpererfahrungen, wie Meditation und Entspannung in der Bewegung (z.B. Qi Gong, Yoga), Meditation und Entspannung in der Ruhe (z.B. autogenes Training. progressive Muskelentspannung), körperorientierte Selbsterfahrung (z.b. Bioenergetik. Feldenkrais), Massage (z.b. Akupressur, Fußreflexzonenmassage) und der Atemarbeit. (vgl. SCHNEIDER-WOHLFAHRT. U./O. WACH 1994, 20)

Gesundheitsselbsthilfe zählt zu den primären und sekundären Netzwerken informeller Gesundheitssysteme. Unter Netzwerken werden vor allem soziale Bezugsgruppen wie Familie, Haushalt, Hausgemeinschaft, Nachbarschaft (primäre Netzwerke) sowie Selbsthilfegruppen, Stadtteil- und Bürgerinitiativen, selbstorganisierte Projekte usw. (sekundäre Netzwerke) verstanden (vgl. TROJAN/STUMM 1992, 23).

Sowohl die Arten als auch die Bereiche von Selbsthilfegruppen sind vielfach. Ihr Ziel ist Menschen anzuregen zur freiwilligen, gleichberechtigten und selbstbestimmten Mitarbeit in Selbsthilfegruppen zur gemeinsamen Bewältigung von Krankheiten, psychischen oder sozialen Problemen, von denen sie – entweder selbst oder als Angehörige – betroffen sind. (vgl. DEUTSCHE ARBEITSGEMEINSCHAFT SELBSTHILFEGRUPPEN e.V. 2003)

Die finanzielle Förderung von Selbsthilfegruppen, -organisationen und -kontaktstellen durch die Krankenkassen ist im Sozialgesetzbuch V in § 20 festgeschrieben.

6.4 Settings in der Gesundheitsförderung

Gesundheit in *Settings* (komplexe Organisationen) fördern bedeutet systematisch dort anzusetzen, wo Menschen leben, arbeiten und spielen, um sowohl den einzelnen Menschen, ganze Gruppen und die Gesellschaft als solche für ein gesünderes Leben zu sensibilisieren. Settings setzen deshalb bei der Stadt- und Flächenplanung, in Kindergärten und Schulen, Betrieben usw. an. Charakteristisch und von großem Vorteil ist das zeitgleiche Erreichen unterschiedlicher Zielgruppen.

Vier große Projekte hat die WHO seit der Verabschiedung der Ottawa-Charta initiiert:

- das Gesunde-Städte-Projekt,
- das Projekt Gesundheitsfördernde Schule,
- das Projekt Gesundheitsförderndes Krankenhaus und
- das Projekt Gesundheitsförderung im Betrieb. (vgl. WHO 1986)

7 Möglichkeiten der Gesundheitsförderung in der ambulanten pflegerischen Praxis

Pflegerische Schulungen können, in Anlehnung an die Ziele der Ottawa-Charta, neben der Vermittlung von Fertigkeiten Elemente der modernen Gesundheitsbildung aufnehmen. Die Prinzipien der Partizipation und des sozialen Lernens (Konfrontation von Expertenwissen mit Teilnehmerwissen) ist die Methode der Wahl. Die subjektiven Probleme und Bedingungen der Teilnehmer sowie ihre Selbsttätigkeit bestimmen dabei die Lehr- und Lernsituation. Unter den Aspekten der Subjektorientierung, des positiven Gesundheitsbegriffs und der gesundheitlichen Mündigkeit können die Forderungen aus der Ottawa-Charta nach Vermitteln, Vernetzen und Empowerment praktisch umgesetzt werden. Deshalb ist es sinnvoll, zukünftig Schulungen mit Seminaren zur Gesundheitsbildung zu verbinden. Die klassischen Gesundheitsthemen, wie gesundes Schlafen, Essen, Verdauen und Bewegen bieten sich dabei in der Praxis an.

Informierende und aufklärende Wirkung können auch Ausstellungen zu Gesundheitsthemen (z.B. die Wirkung von Medikamenten, die Notwendigkeit von Flüssigkeitsaufnahme oder hygienischer Maßnahmen) in ambulanten Pflegediensten oder stationären Einrichtungen entfalten.

Gesundheitsberatungen sind einzelpersonenzentriert, um mit der zu beratenen Person (Patient und/oder Angehörige) individuelle Lösungsstrategien zu erarbeiten. Bedürfnisse und Erfordernisse werden heraus kristallisiert, Möglichkeiten und Ressourcen aufgezeigt. Ihr Ziel ist es, die Entfaltung von Einzelnen in formellen und informellen sozialen Systemen zu ermöglichen sowie ein selbstbestimmtes und selbstkontrolliertes Gestalten des Alltags zu fördern. Belastungen und Krisen sollen verhindert bzw. möglichst früh erkennbar werden, um deren Folgen konstruktiv zu bewältigen.

Die pflegerische Anleitung von Patienten und/oder Angehörigen zielt darauf ab, bestimmte Pflegetechniken zu lehren die nötig sind, um möglichst selbstbestimmt handeln zu können. Konkrete Lernziele sind handwerkliche Fertigkeiten zur Erleichterung des Alltags bei Erkrankungen und Behinderungen.

Die unterschiedlichen Methoden pflegerischer Interventionsstrategien zur Gesundheitsförderung (hier auf der Verhaltensebene) setzen jeweils unterschiedliche Akzente in den Vorgehensweisen und in den entsprechend angestrebten Zielen (vgl. BRIESKORN-ZINKE 2004, 101 f.)

8 Perspektiven

Die Möglichkeiten zum gesundheitsförderlichen Handeln in der Pflege sind gebunden an die Voraussetzungen der jeweiligen Gesundheitssysteme. Deutlich wird dabei, dass diejenigen Länder, in denen *Primary Health Care* im System verankert ist, bereits einen deutlichen Vorsprung haben in Tätigkeitsfeldern der gemeinde- und familienbezogenen Gesundheitsförderung. In Deutschland läuft die ambulante Versorgung nach wie vor über frei praktizierende Ärzte. Die Funktion der Pflege ist immer noch hauptsächlich auf den stationären Bereich konzentriert und ambulant Pflegende haben entsprechend wenig Bedeutung in der primären Gesundheitsversorgung. Ihre Handlungsmöglichkeiten beschränken sich lediglich auf die Hauskrankenpflege in ausgewiesenen Grenzen:

- Vereinbarung gemäß § 132a Abs. 2 SGB V,
- Richtlinien des Bundesausschusses der Ärzte und Krankenkassen über die Verordnung von häuslicher Krankenpflege nach § 92 Abs. 1 Satz 2 Nr. 6 und Abs. 7 SGB V und
- Versorgungsvertrag nach § 72 SGB XI (häusliche Pflegehilfe).

Die darin enthaltenen Einzelleistungen, bzw. Leistungskomplexe weisen überwiegend pflegerische Leistungen zur Sicherung der ärztlichen Behandlung im SGB V-Bereich und Pflegetätigkeiten im SGB XI-Bereich aus, die so nicht in Verbindung mit Gesundheitsförderung gebracht werden können.

Die Bedeutung der Gesundheitswissenschaft für die Pflege liegt auf der Hand. Als gegenseitige Bezugsdisziplinen werden Gesundheits- und Pflegewissenschaft sich weiterhin ergänzen und langfristig die Gesundheitsorientierung im Sinne einer Salutogenese etablieren. Auf Gesundheitsbildung und –beratung als ungenutzte pflegerische Potenziale in Form von Ressourcenverschwendung kann deshalb nicht länger verzichtet werden.

Literaturverzeichnis

ANTONOVSKY, A. (1987): „Unraveling the mystery of health. How people manage stress and stay well". San Francisco: Jossey-Blass Publishers.

BARTH, J. (1998): „Prävention durch Angst? – Stand der Forschung", Forschung und Praxis der Gesundheitsförderung Band 4. Köln, im Auftrag der Bundeszentrale für gesundheitliche Aufklärung (Hrsg.)

BRIESKORN-ZINKE, M (2004): „Gesundheitsförderung in der Pflege – Ein Lehr- und Lernbuch zur Gesundheit". Stuttgart: Verlag W. Kohlhammer.

BUNDESMINISTERIUM FÜR GESUNDHEIT UND SOZIALES:
www.bmgs.bund.de/gesetze

DEUTSCHE ARBEITSGEMEINSCHAFT SELBSTHILFEGRUPPEN e.V. (2003) :
www.dag-selbsthilfegruppen.de

HAUG, C. V. (1991): „Gesundheitsbildung im Wandel. Die Tradition der europäischen Gesundheitsbildung und der ,Health Promotion' -Ansatz in den USA in ihrer Bedeutung für die gegenwärtige Gesundheitspädagogik". Bad Heilbrunn/Obb.: Klinkhardt.

HURRELMANN, K. / U. LAASER (Hrsg.) (2003): „Handbuch Gesundheitswissenschaften – Studienausgabe". München/Weinheim: Juventa.

KELLNHAUSER, E. u. a. (Hrsg.) (2000): „Pflege – Professionalität erleben". Stuttgart: Thieme.

REMMERS, H./H. FRIESACHER (2001): „Pflegewissenschaft, Einführung – Entwicklung und Stand der Pflege und Pflegewissenschaft: nationaler und internationaler Kontext". Studienbrief 2 der Fern-Fachhochschule Hamburg.

RESCHKE, K. (1990): „Gestaltung gesundheitsrelevanter Informationen". In SCHWARZER, R. (Hrsg.): Gesundheitspsychologie (1990), S. 461-474.

SCHNEIDER-WOHLFAHRT. U./O. WACH (Hrsg.) (1994): „Entspannt sein. Energie haben. Achtzehn Methoden der Körpererfahrung". München: Deck.

TROJAN, A./B. STUMM (Hrsg.) (1992): „Gesundheit fördern statt kontrollieren. Eine Absage an den Mustermenschen". Frankfurt/M.: Fischer.

WALLER, H. (2000): „Gesundheitswissenschaft - Einführung und Gesundheitskonzepte im Überblick". Studienbrief 1 der Fern-Fachhochschule Hamburg.

WHO – Weltgesundheitsorganisation (1986): Ottawa-Charta zur Gesundheitsförderung. Genf.

WHO – Weltgesundheitsorganisation (1946): Verfassung. Genf.

Tab. 1: Gegenstandsbereiche der Pflegewissenschaft nach Ebenen

	Gegenstandsbereich	**Inhalte**
Mikroebene	Pflegerisches Handeln	Kommunikative, taktile, rehabilitative Dimensionen
Mesoebene	Organisation und Kooperation	Analyse arbeitsorganisatorischer Gestaltungsfragen
Makroebene	Gesundheits-, Sozial- und Bildungssystems	Gestaltung des Gesundheitssystems

Abb. 1: Die fachlichen Einzeldisziplinen der Gesundheitswissenschaften

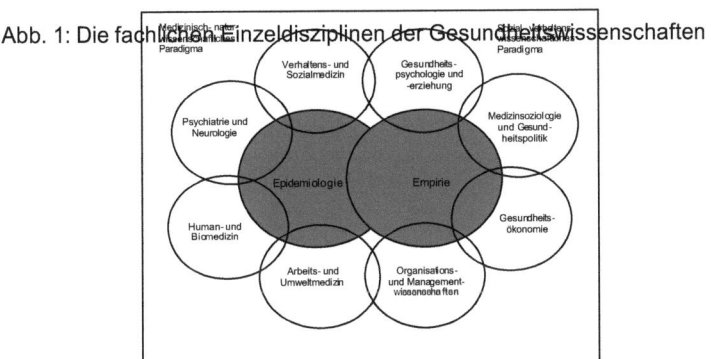

Abb. 2 : Schritte einer salutogenetisch orientierten Gesundheitsbildung

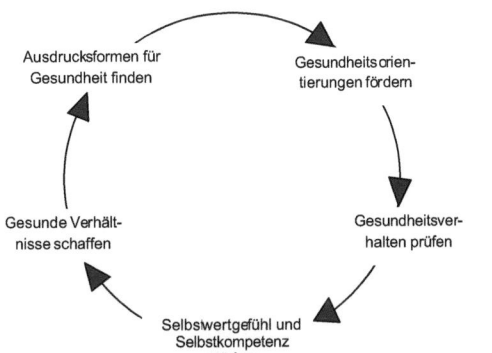

25